AF317268

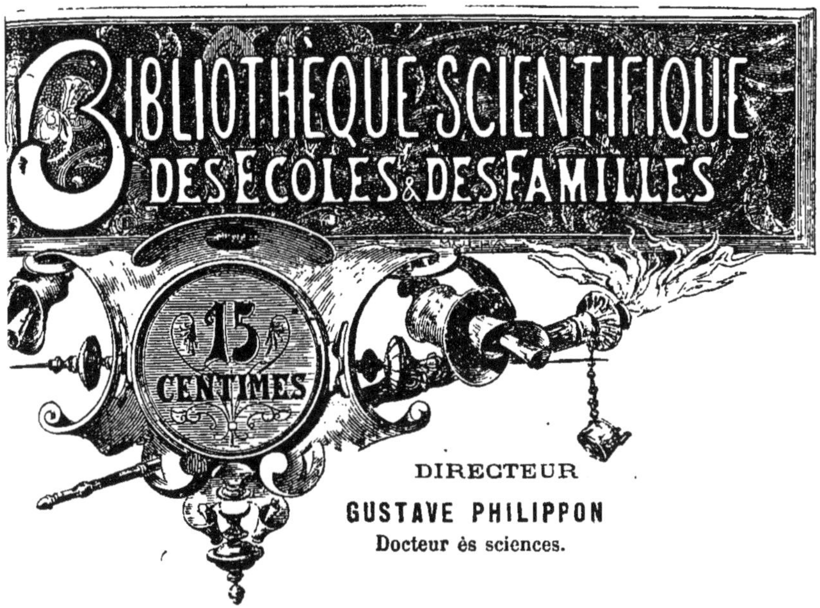

DIRECTEUR

GUSTAVE PHILIPPON
Docteur ès sciences.

LA FIÈVRE

THÉORIES ANCIENNES ET MODERNES

PAR

LE Dr GARRAN DE BALZAN

Directeur de cours à l'Association philotechnique de Paris.

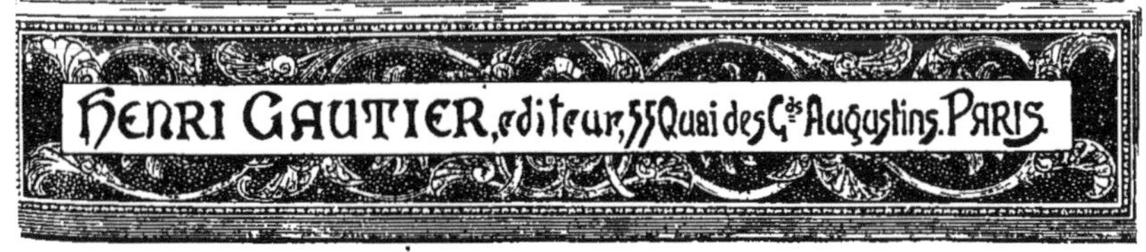

PRINCIPAUX COLLABORATEURS

MM. Le Dr Arthaud, chef des travaux de physiologie à l'Ecole pratique des Hautes Études, professeur au collège Chaptal.

Le Dr Beauregard, professeur agrégé de l'École supérieure de phar-

Le Dr Belin, chef de clinique à la Faculté de Médecine de Paris

Daniel Berthelot, assistant au Muséum.

Le Dr R. Blanchard, de l'Académie de Médecine.

macie.

Robert Cambier, attaché à l'Observatoire de Montsouris.

Capazza, aéronaute.

J. Chatin, de l'Académie de Médecine.

Henri Coupin, préparateur à la Faculté des Sciences de Paris.

Le Dr Dubief, médecin-inspecteur des épidémies de Paris, chef de laboratoire à l'hôpital Cochin.

Dr Raphael Dubois, professeur de physiologie à la Faculté des Sciences de Lyon.

Duclos, préparateur de botanique à la Faculté de Médecine de Paris.

G. Dumont, professeur à l'Ecole des Hautes Études commerciales.

St. Ferrand, ingénieur-architecte, directeur du journal *Le Bâtiment*.

Camille Flammarion, directeur de l'Observatoire de Juvisy.

Le Dr Garran de Balzan, directeur de cours à l'Association philotechnique de Paris.

Dr N. Gréhant, professeur au Muséum.

E. de la Hautière, prof. agrégé de philosophie au lycée Saint-Louis.

Hanriot, de l'Académie de Médecine.

A. Hébert, préparateur de chimie à la Faculté de Médecine de Paris.

Koehler, professeur de zoologie à la Faculté des Sciences de Lyon.

H. Léauté, membre de l'Institut.

Lecomte, professeur agrégé d'histoire naturelle au lycée Saint-Louis.

Dr Lesage, chef des travaux pratiques à la Faculté de Médecine de Paris.

Levasseur, de l'Institut, professeur au Collège de France.

Gabriel Lippmann, de l'Institut, professeur à la Faculté des Sciences de Paris.

L. et A. Lumière.

Charles Martin, professeur de l'Université.

Martin, chargé de la direction du musée monétaire.

H. Mercereau, professeur de l'Université.

Stanislas Meunier, professeur au Muséum.

Victor Meunier.

Edmond Perrier, de l'Institut, professeur au Muséum.

Gustave Philippon, docteur ès sciences, directeur de la publication

Paul Philippon, répétiteur à la Faculté des Sciences de Paris.

Le Dr Porak, de l'Académie de Médecine.

L. Prévaudeau, licencié en droit.

A. Quillard, préparateur à la Faculté de Médecine de Paris.

Dr Regnard, professeur à l'Institut national agronomique.

Rocques, ancien chimiste au laboratoire municipal de Paris.

Roux, assistant de la chaire d'agriculture au Muséum.

Roux, vétérinaire de l'armée.

Ch. Velain, chargé de cours à la Faculté des Sciences de Paris.

Etc., etc., etc.

LA FIÈVRE

THÉORIES ANCIENNES ET MODERNES

Par le Dʳ GARRAN DE BALZAN
Directeur de cours à l'Association philotechnique de Paris.

PREMIÈRE PARTIE

DE LA FIÈVRE EN GÉNÉRAL

Tout le monde connaît la fièvre. Qui ne l'a eue ?

Et pourtant bien peu de personnes seraient en état d'expliquer nettement en quoi elle consiste.

C'est que la fièvre est un phénomène complexe, résultant d'un grand nombre d'actes vitaux, se superposant ou accompagnant presque tous les états maladifs ; aussi le médecin recherche-t-il son existence tout d'abord quand il est appelé auprès d'un malade.

L'intensité et la nature de la fièvre l'éclairent ordinairement sur la gravité et la cause du mal.

Pourtant, elle peut n'être parfois qu'une suractivité vitale. On observe souvent un état fébrile à la suite d'une émotion vive ou d'un repas copieux et excitant, par suite d'un effort cérébral trop soutenu, après une course trop longue.

Étymologie et historique. — Fièvre vient du mot latin : *fervere,* qui signifie bouillir. Ce nom contient en lui une définition claire pour l'esprit : qui dit fièvre, dit chaleur pour l'organisme qui en souffre ; une sensation de chaleur, c'est bien là le caractère propre, pathognomonique, comme disent les praticiens, de ce mal dans lequel le corps humain semble ressentir en lui comme une ébullition, ou une fermentation.

Nous verrons, en effet, que depuis les admirables travaux de Pasteur, nous pouvons mieux nous rendre compte des phénomènes intimes qui se passent dans notre économie, en les assimilant à des fermentations [1].

L'étude de la fièvre se rattache intimement à une série de grandes découvertes qui datent surtout d'un siècle, quoique dès les temps les plus reculés, les naturalistes et les médecins se soient préoccupés d'en établir les causes.

Il est intéressant de passer rapidement en revue l'historique des opinions diverses des anciens à ce sujet.

Les Grecs l'appelaient *puretos*, de *pur*, feu. C'est de la même racine qu'est formé le mot pyrexie, qui désigne en médecine les états inflammatoires, toujours accompagnés d'une élévation de température. Les latins la nommaient *febris*, de *ferveo*, je brûle.

Les disciples d'Hippocrate pensaient que la fièvre accompagnait toutes les inflammations. Pour eux, elle naissait de la bile, de la pituite, du sang, qui sous l'influence de causes variées s'échappaient. C'était aux humeurs sécrétées par l'économie que les médecins de cette époque reculée attribuaient et rapportaient l'origine de la fièvre.

Les auteurs hippocratiques des livres *Les airs*, *Les épidémies*, *De la nature de l'homme* avaient déjà reconnu que l'état fébrile ne se présentait pas toujours dans les mêmes conditions ; ils admettaient plusieurs sortes de fièvres. *Loimos* était la peste, il y avait des fièvres *mordantes* à la main, *les fièvres douces*. Galien dit que toute l'essence des fièvres est dans la différence de la chaleur. On trouve dès ces temps antiques la division des fièvres en *continues* et *intermittentes*, ces dernières en quotidiennes, tierces, ou quartes. Le *causus* est une fièvre bilieuse, caractérisée par une chaleur intense, de la soif, avec aridité de la langue.

---

1. Voyez le 3ᵉ volume de la collection, *Les travaux de Pasteur*, par M. Gustave Philippon.

L'influence des humeurs en mouvement plus ou moins décomposées s'ajoute aux phénomènes immédiats qui eux sont bien observés par les anciens.

Hippocrate décrit la fièvre *éphémère*, sous le nom de *phrénitis, lethargus, catochus, typhus;* les disciples de l'école de Cos ont décrit assez exactement la fièvre typhoïde.

La fantastique conception d'Erasistrate croyant à la pénétration de l'air dans les vaisseaux artériels, pendant la fièvre, amena ce savant à l'exploration si rationnelle du pouls, tandis qu'Hippocrate ne le consultait pas, attribuant le mal seulement à la chaleur.

Galien a compris qu'il ne fallait pas toujours lier la fièvre à des phlegmasies (inflammations) localisées; qu'il existait des accès de fièvre essentielle, bien qu'elle constituât plus souvent le symptôme d'un mal localisé.

En résumé, les anciens, malgré leur dérèglement imaginatif, malgré la conception des *esprits*, de la *pituite* et de l'*atrabile*, en recherchant la cause partout dans l'organisme, au lieu d'observer les symptômes immédiats, ont reconnu des faits fondamentaux.

Les Arabes adoptèrent les vues de Galien, distinguant la fièvre symptomatique de celles qui ne se rattachent à aucune affection. L'un de leurs plus célèbres savants, Rhazès, a laissé une description parfaite de la variole et de la rougeole, rattachées aux fièvres pestilentielles.

Au moyen âge, longtemps la question est restée dans le vague, où les anciens et les Arabes l'avaient laissée. Willis, le premier, combat énergiquement la théorie des humeurs et déclare que le sang est la seule humeur et qu'il sécrète toutes les autres; seul le sang *fait effervescence* dans les vaisseaux. Le sang, d'après ce savant, contient cinq principes: l'esprit, le soufre, le sel, la terre et l'eau, et c'est entre ces principes que s'établit l'effervescence qui détermine les fièvres de toutes sortes.

Bellini au xviie siècle prit très heureusement pour base de la classification des fièvres, la continuité et l'intermittence; il divise les fièvres en trois groupes : 1º les fièvres continues, 2º les fièvres rémittentes, 3º les fièvres intermittentes; de plus, moins heureux dans cette conception, à l'idée de putridité ou d'altération des humeurs, il substitua l'hypothèse de la viscosité du sang. Du degré de viscosité du fluide nourricier dépendait pour lui le type ou la variété de la fièvre.

Stahl vit dans cet état pathologique un effort de la nature, afin d'expulser des matières nuisibles au corps.

Cullen considéra l'origine de la fièvre comme ayant son siège dans le système nerveux.

Pinel adopta quelques idées fondamentales de Cullen et, dégouté des théories chimiatriques et du physiologisme humoral, s'efforca de ramener les esprits à l'observation pure et simple des troubles de l'économie; il chercha à classer les maladies.

Broussais paraît, comme plusieurs de ses prédécesseurs, ne voir que l'abus. Dans toute maladie il considère seulement le dérangement extérieur. De la santé à la maladie, il n'y a que des degrés successifs. La maladie, la mort elle-même, ne sont pour lui qu'un excès de vitalité, et l'art de guérir est à son avis tout entier dans l'art d'affaiblir cet excès de vitalité : l'inflammation !

La folie est une simple exaltation des hémisphères cérébraux. Voilà pourquoi la diète rigoureuse et les saignées répétées étaient pour lui à peu près toute la thérapeutique. Il combattait la fièvre et l'inflammation, sans se préoccuper de l'organisme du malade lui-même.

Bretonneau cherche à différencier les inflammations les unes des autres, il s'occupe de la spécificité de chacune d'elles et s'efforce à les combattre rationnellement. Il fit moins de théories, et une meilleure pratique.

Pendant ce temps la chimie, la physique et l'anatomie avaient fait de grands progrès, et l'on ne se contentait plus de mots trop souvent creux. Par l'observation d'une part. et par les méthodes scientifiques de l'autre, on est arrivé à la médecine actuelle qui est réellement scientifique, malgré ses inconnues et par conséquent ses immenses lacunes.

De nos jours on entend par fièvre un état morbide généralisé au cours duquel on observe à des degrés différents et successivement: 1º le frisson, 2º une élévation de la température normale, 3º de la sudation.

Pour donner des explications faciles à comprendre nous devons parler de découvertes modernes.

Ces découvertes sont dues à deux génies: *Lavaisier* [1] et *Pasteur* [2].

Le corps humain. — Il nous paraît utile, avant d'entrer au cœur de la question, de rappeler à grands traits ce qu'est le corps humain relativement à ce monde extérieur d'où lui viennent toutes les ressources, mais avec lequel il est si souvent en lutte tant pour subvenir à ses besoins continuels, que pour se défendre des ennemis qui vivent dans ce milieu ambiant.

Dans le volume de cette collection consacré à l'étude des travaux de Pasteur, notre collaborateur et ami a cité le Dr Dujardin Beaumetz qui compare le corps humain à une société vivant dans une ville. ·

Nous rappellerons en quelques mots cette heureuse conception d'un organisme composé.

Le corps humain peut-être comparé à une grande ville avec ses boulevards plantés d'arbres et ses rues, ses maisons et ses monuments variés, ses postes et ses télégraphes avec ses fils télégraphiques transmettant les dépêches et les recevant; ses foyers de combustions, sa circulation variée, parfois encombrée, ses canaux et canalisations de toutes sortes pour l'eau ou le gaz, pour la force motrice, ses grands centres pour l'alimentation, ses administrations souvent complexes, ses égouts de toutes sortes et ses immondices, ses habitants en pleine activité ou en repos relatif de la nuit, habitants humains ou autres, malades ou bien portants, utiles, nuisibles ou parasites, travaillant chacun pour leur existence, vivant en paix et parfois en révolution. Ne voyons-nous pas dans le corps humain les os, cette charpente sur laquelle et autour de laquelle viennent s'adjoindre et courir tout un lacis de vaisseaux tels que les artères et les veines, qui desservent la nutrition d'une foule de centres vitaux et variés. Les uns tels que les muscles destinés à la locomotion, les autres tels que les nerfs et les centres nerveux destinés à transmettre, à recevoir et à donner des ordres. D'autres se font messagers de la nutrition ou de la dénutrition de chaque élément vital; ce

---

1. *Lavoisier*, par M. Mercereau, n° 6 de la collection.
2. *Travaux de Pasteur*, par M. Gustave Philippon, n° 3 de la collection.

sont les globules du sang, rouges ou blancs, au nombre de plus de cinq trillions, qui parfois changent de forme ou cherchent à se mouvoir, mais qui sont généralement entraînés par le torrent de circulation, grâce à des moteurs puissants, tel que le cœur; cette circulation se fait lentement lorsqu'elle doit seulement assurer un transport, tandis qu'elle est rapide s'il s'agit de distribuer la nourriture à chaque élément organique ou de recevoir les déchets de ceux-ci.

C'est par l'intermédiaire des poumons que, par aspiration, l'air vivifiant pénètre dans le sang et que son oxygène, par le globule rouge, est transporté dans la profondeur des tissus afin d'y renouveler par combustion lente, les éléments innombrables qui constituent les éléments nutritifs de l'organisme entier, rendant en même temps le même service aux innombrables parasites dont le corps est obstrué, ennemis souvent redoutables par eux-mêmes ou par les poisons qu'ils sécrètent.

A travers les parois de l'intestin, passent les aliments déjà complètement transformés par les sucs digestifs; certains s'arrètent dans les tissus, s'y déposent comme réserves et ce n'est que régulièrement avec les besoins de l'économie, que pénètrent dans le sang les éléments nutritifs, nécessaires à l'activité des organes; le foie n'est-il donc pas un magasin de réserve de sucre, et le régulateur de sa dépense? Les liquides de la circulation portent les sucs alimentaires dans tous les territoires vivants de l'individu; leur combustion dans les éléments anatomiques est la source de la chaleur, agent indispensable des manifestations vitales.

Les phénomènes vitaux élémentaires ne sont donc que des combustions.

Quoi de surprenant alors, qu'au cours d'une lutte entre nos éléments et des ennemis qui vivent comme eux, des foyers d'inflammation se déclarent, parce qu'une combustion *de lente* qu'elle devrait être devient plus ou moins rapide, c'est-à-dire *vive*.

Il est donc bien exact de dire alors : « nous brûlons! »

Combustions. — Rappelons ce qu'est une combustion chimique.

Lorsqu'un corps brûle, un morceau de bois, par exemple,

il se passe au cours de cette combustion deux phénomènes d'ordre différent.

Un phénomène chimique, ayant comme résultat de réduire le bois en cendre et en gaz, et un phénomène physique, dégagement de chaleur ou dégagement de chaleur accompagné de lumière.

Il y a aussi formation d'électricité, mais nous n'avons pas ici à tenir compte de ce facteur.

Effets chimiques de la combustion. — Le morceau de bois est surtout constitué par trois éléments : 1° de l'oxygène d'une part, ce gaz qui se trouve dans l'air que nous respirons et qui fait brûler les combustibles de nos foyers ; 2° d'autre part de deux autres éléments combustibles : le charbon et l'hydrogène, gaz combustible comparable au gaz à éclairage.

Ce sont ces deux corps combustibles, charbon et hydrogène, qui en s'associant ou se combinant violemment avec l'oxygène de l'air, déterminent dans nos cheminées ou dans nos lampes le phénomène du feu et de la lumière qui nous chauffe et nous éclaire.

Après la combustion, tout a disparu en apparence, mais en réalité rien ne s'est perdu.

En effet, si on a soin de recueillir les produits de la combustion, ces gaz qui se dispersent dans l'air avec la fumée, on peut constater qu'il s'est formé deux corps nouveaux, de l'eau ou plutôt de la vapeur d'eau essentiellement constituée par de l'hydrogène et de l'oxygène combinés en une véritable cendre aériforme, et de l'acide carbonique qui résulte de même de l'union intime du carbone avec ce même oxygène de l'air ; nous connaissons bien tous ce gaz, car c'est cet acide carbonique que nous voyons pétiller dans l'eau de seltz ou dans le champagne qu'il fait mousser et auquel il donne sa saveur acidulée que nous recherchons. L'eau, résultat de la combinaison du gaz hydrogène et du gaz oxygène, nous la connaissons bien mieux encore.

Ainsi ce morceau de bois s'est gazéifié sous forme d'eau et d'acide carbonique, grâce à l'oxygène qui s'y est combiné et le poids total des éléments ayant participé à ce phénomène d'unions nouvelles n'a pas changé. Il n'y a eu là qu'une transformation, qu'une gazéification.

Ç'est ce que le tableau suivant fait bien comprendre :

L'air se compose de { azote / oxygène } par la combustion, s'unissent pour former de l'acide carbonique. { carbone

Le bois se compose surtout { oxygène / hydrogène } par la combustion, s'unissent pour former de la vapeur d'eau.

Effets physiques. — En même temps que cette conflagration a eu lieu, une chaleur vive s'est produite ; l'hydrogène en se combinant à l'oxygène a développé 34,000 calories [1], ce qui veut dire qu'un kilogramme d'hydrogène en brûlant a fourni la chaleur nécessaire et suffisante pour pouvoir faire bouillir 340 kilos d'eau. De même, le carbone en s'unissant à l'oxygène, en d'autres termes en brûlant, a donné 8,000 calories, c'est-à-dire autant de chaleur qu'il en faut pour porter à l'ébullition 80 kilos d'eau.

Tel est rigoureusement et constamment établie la quantité de chaleur que donnent en brûlant les combustibles carbone et hydrogène. Rappelons que si la combustion a été vive, il y a eu dégagement de lumière et même formation d'électricité.

Combustion humaine. — Lavoisier, ce Français de génie, auquel on tranchait la tête, il y a cent ans, sous le nom de fermier général n° 5, Lavoisier, véritable fondateur de la biologie et de la chimie, a d'abord bien fait comprendre ce que c'était que l'air, l'eau et le feu.

C'est lui qui démontra que nous brûlons comme un morceau de bois, ou comme une lampe.

Il a admirablement démontré que l'oxygène de l'air, en passant par nos poumons, se combinait bientôt aux éléments combustibles de tous nos tissus, le carbone et l'hydrogène étant les éléments chimiques dont nous sommes essentiellement constitués, et que dans la profondeur même de notre être, une combustion identique à celle dont nous venons de faire la rapide analyse, avait lieu, plus lentement sans doute,

---

1. On appelle calorie, en physique, la quantité de chaleur nécessaire pour élever de un degré centigrade la température de un kilogramme d'eau. C'est une unité toute conventionnelle.

mais en produisant identiquement les mêmes effets physiques et chimiques. L'hydrogène de nos tissus en brûlant avec l'oxygène de l'air que nous respirons, forme de l'eau ; le carbone avec ce même gaz oxygène donne de l'acide carbonique. Bientôt, par l'expiration de l'air plus ou moins brûlé qui sort de nos poumons, nous rejetons cette eau formée et cet acide carbonique. Le même fait se produit dans la cheminée d'une lampe allumée.

Et en même temps que cette transformation chimique a lieu dans la profondeur de nos tissus, une chaleur correspondante à cette combustion, savoir : 34,000 calories pour l'hydrogène brûlé, 8,000 calories pour le carbone brûlé, se développent au cours de cette combustion.

Il est donc vrai que nous brûlons constamment, et grâce à cette combustion intime de nos tissus, nous conservons de la chaleur. Bien plus, tout est arrangé de manière à ce que la température soit constante, en toute saison et en tous lieux.

Température constante du corps humain. — Évidemment nous brûlons plus activement quand il fait froid que quand il fait chaud, quand nous travaillons que quand nous ne travaillons pas, pour maintenir toujours et partout cette température constante. C'est même pour cette raison que nous avons plus d'appétit et que nous consommons plus de combustibles ou d'aliments en hiver qu'en été. J'insiste sur cette constance qui est extrêmement remarquable, plus particulièrement chez l'homme.

Toujours ou presque toujours la température du corps humain reste à peu près la même, et presque toutes les parties un peu profondes de notre organisme sont à la température constante de 37° à 37°5.

Un homme pesant environ 60 kilos produit, par suite des combustions s'effectuant dans son organisme, 3,250 calories environ. Surces 3,250 calories, 697 sont employées à gazéifier l'eau de la respiration ou de la sueur ; il reste environ 2,600 calories qui sont disponibles et ce sont elles qui entretiennent cette température constante de 37°.

A vrai dire, les choses ne se passent pas en nous aussi simplement. Dans l'âtre de la cheminée, il y a des cendres, et les gaz qui en sortent sont souvent chargés de fumée épaisse et noirâtre, accompagnés d'une odeur âcre, et cette fumée épaisse laisse facilement déposer de la suie. Tous ces résidus indiquent une combustion incomplète. Il en est souvent de même dans notre organisme. Nous n'exhalons pas seulement de l'eau et de l'acide carbonique, produits simples des combustions vitales de nos tissus; l'haleine de l'homme devient parfois odorante, fétide même, en rejetant des éléments brûlés. Mais c'est surtout par l'urine que sont rejetés les résidus de l'organisme plus ou moins complètement transformés, et pour peu que notre combustion se fasse mal ou incomplètement, nous en trouvons la preuve dans l'analyse de l'urine ; nous trouvons un excès d'acide urique, souvent décélé par les petits grains rouges qui se déposent facilement dans l'urine refroidie, et aussi des matières colorantes qui sont bien comparables à des cendres de l'organisme qui ont été incomplétement brûlées.

Il existe bien quelques autres phénomènes chimiques complexes qui donnent encore un peu de chaleur, tel que le dédoublement des graisses par le suc pancréatique, et qui sont des sortes de combustion; mais nous n'insisterons pas sur ces phénomènes complexes et nous arriverons tout de suite à notre sujet.

Lorsque les rouages de la combustion sont légèrement faussés, comme dans la fièvre, nous voyons ces cendres et ces déchets de l'organisme devenir plus nombreux et plus apparents. Les urines sont alors chargées et sédimenteuses. On dit d'elles : urines fiévreuses. Leurs couleurs plus ou moins foncées prouvent qu'un certain nombre de nos cellules et spécialement de nos globules rouges du sang, ont été détruits, brûlés, et brûlés incomplètement. L'urée et l'acide urique proviennent de même de notre chair incomplètement comburée, mais détruite. L'odeur forte de cette urine nous avertit même que, parmi ces produits nombreux incomplètement brûlés, se trouvent des substances odorantes, comparables à celles d'une lampe qui brûle mal, et qui laisse échapper des produits de combustion qui devaient être mieux consumés.

Ainsi, que l'homme habite les régions polaires où le froid atteint jusqu'à 57° au-dessous de zéro ou les régions torrides des pays chauds, où la température atteint jusqu'à 53° au-dessus de zéro, toujours l'homme bien portant maintient la température de son corps constante, égale à 37° ou 37°,5.

Fièvre. — Sitôt que la température humaine dépasse la température normale et s'élève à la température anormale de 38°, c'est-à-dire seulement d'un demi-degré, la fièvre est déclarée. Cette supercalorification est accompagnée de troubles dans la circulation ; le pouls, dont les mouvements sont liés à ceux du cœur, devient plus rapide, irrégulier parfois, plus ou moins bondissant. Le sang s'altère lui-même dans sa constitution. La respiration devient plus rapide, comme pour suffire à cette combustion exagérée qui produit une quantité plus grande d'acide carbonique. En même temps, le système nerveux est atteint. Des frissons, des céphalalgies ou maux de tête, des convulsions, du délire, des soubresauts, des nausées, etc., se produisent. Une soif, souvent intense, se déclare. Les muqueuses, celle de la langue en particulier, se chargent d'enduits qui prouvent leur atonie, etc.

En même temps les sécrétions urinaires deviennent plus considérables et sont chargées.

On peut diviser les désordres de la fièvre en quatre groupes :

1° Désordres de la calorification ; 2° désordres de nutrition ; 3° désordres de circulation ; 4° désordres d'innervation.

Désordres de la calorification dans la fièvre. — Si nous appliquons un thermomètre sur le corps d'un fiévreux, nous observerons une augmentation de la température normale. Cette température élevée est la résultante de deux effets contraires dans l'organisme. D'une part, la chaleur est engendrée par des combustions nutritives exagérées ; d'autre part, du froid ou un abaissement de température est produit par l'évaporation de l'eau à travers la peau des poumons et des organes de sécrétion. C'est de cet antagonisme que résulte la température constante de 37°,2 à 37°,5, dans l'état normal. Mais pour peu que la température dépasse 37°,8 pendant plusieurs heures, on dit qu'il y a fièvre. Aussi, suffit-il de constater au thermomètre une température un peu constante de 38° à 38°,5, pour pouvoir affirmer l'existence de la fièvre ; mais cette température élevée varie dans son intensité et ce sont même ces oscillations quotidiennes qu'il importe de noter pour se rendre bien compte de la forme, de l'espèce et de la gravité du mal dont nous parlons Il est même indispensable, pour suivre le cycle entier de la maladie,

de mesurer cette température deux fois par jour et toujours à la même heure. C'est généralement dans le creux
de l'aisselle que l'on place le thermomètre dit à maxima.

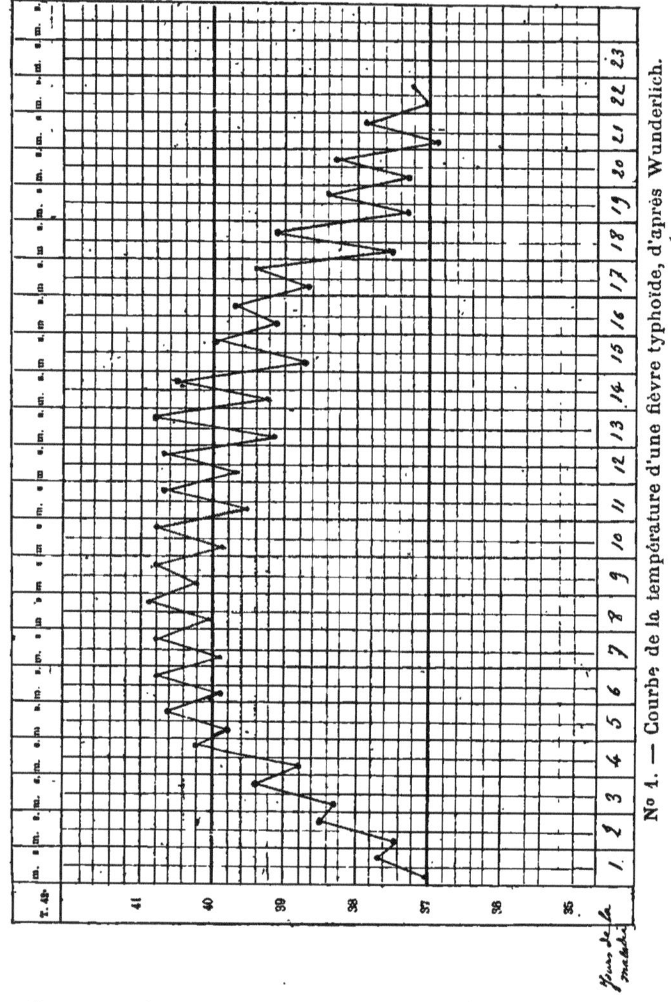

No 1. — Courbe de la température d'une fièvre typhoïde, d'après Wunderlich.

Cet appareil est tel que la colonne liquide de l'instrument
peut bien monter, mais qu'elle ne peut plus redescendre

d'elle-même. En inscrivant cette température, sur un papier quadrillé préparé à cet effet, on obtient facilement et immédiatement la courbe de la température. Cette courbe de la fièvre apparaît sous la forme d'une ligne brisée qui montre bien, à première vue, les oscillations bi-quotidiennes du thermomètre, et par conséquent celles de l'intensité de la fièvre.

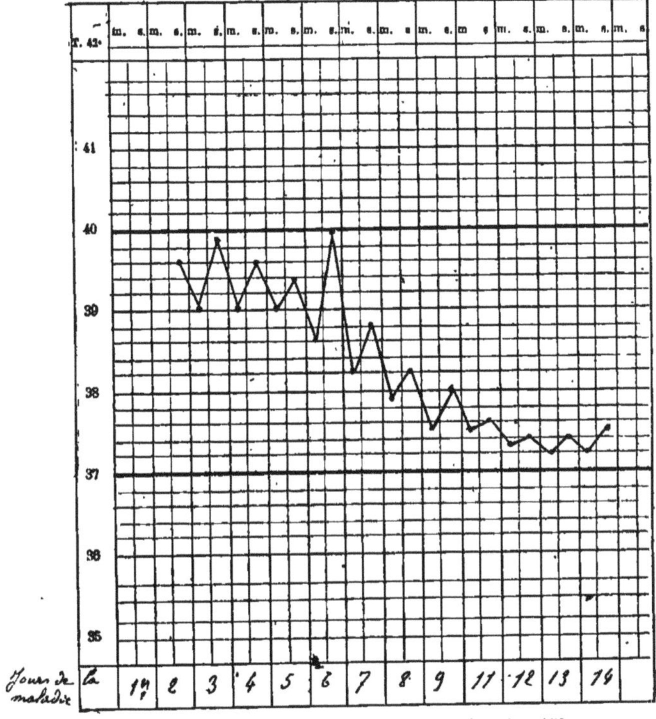

N° 2. — Courbe thermique d'une fièvre typhoïde abortive (Chantemesse).

Un seul coup d'œil permet de voir toutes les particularités de ce graphique. Dans ces courbes, on remarque presque toujours une rémission le matin. On constate aussi qu'elle n'atteint presque jamais 42° sans entraîner la mort. Quand au contraire la fièvre se maintient de 38°,8 à 39°,8, sans oscillations brusques, avec une rémission, chaque matin, de 6 à 8 dixièmes de degré, on peut porter un pronostic favorable.

En toute circonstance, une exacerbation du matin est d'un pronostic fâcheux.

La courbe de température fournit donc des renseignements précieux au praticien, d'autant plus que certaines maladies suivent une marche bien régulière et typique dans leur évolution fébrile.

La fièvre typhoïde commune présente un cycle thermique bien marqué; les oscillations ascendantes du début s'élèvent

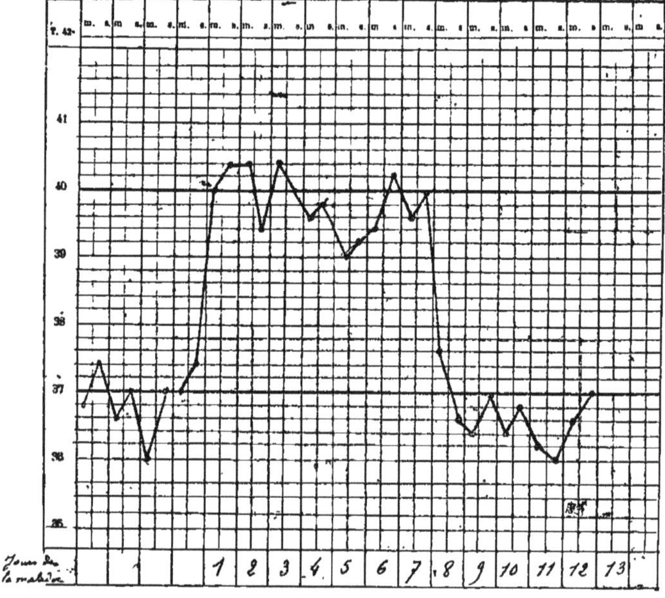

N° 3.—Courbe d'une pneumomie, prise à l'hôpital Saint-Antoine (Netter).

graduellement, oscillent quelque temps autour d'un point fixe, pour descendre régulièrement. (*Voir courbe n° 1.*)

La fièvre, symptôme dominant de l'infection typhique, par sa marche donne de nombreuses formes; témoin cette variété fréquente de la fièvre typhoïde, je veux parler de la forme abortive, de la typhoïdette, de l'embarras gastrique fébrile caractérisés par la brusquerie dans l'apparition et la disparition des symptômes. (*Voir courbe n° 2.*)

Dans la pneumonie normale, la température est généra-

lement élevée, mais la violence de la pyrexie n'est pas toujours ici proportionnelle à la gravité de l'affection; après six
ou huit jours, la courbe thermique tombe brusquement en
douze ou vingt heures. Ici encore le cycle est bien marqué.
Avec la crise et l'oscillation descendante brusque, la tempé-

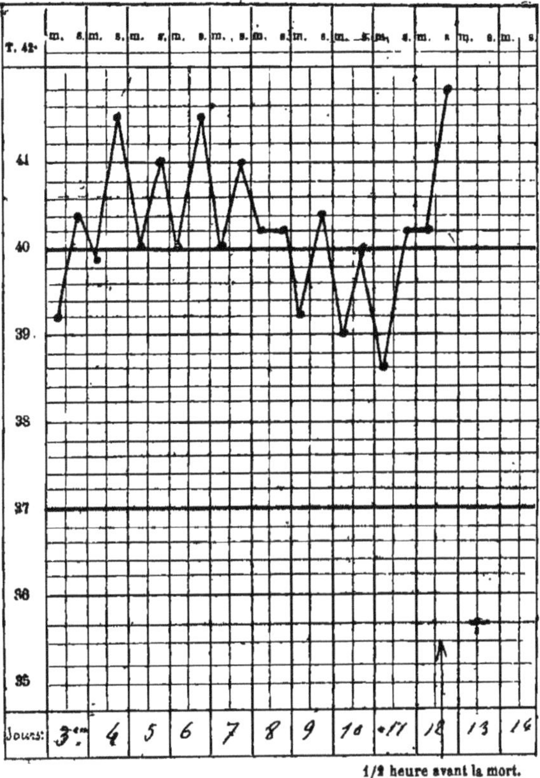

N° 4. — Cas mortel d'un typhus exanthématique.

rature revient à la normale. L'infection est terminée, les
pneumocoques, germes microscopiques, causes de la pneumonie, ont épuisé leur action toxique sur l'individu. (*Voir
courbe n° 3.*)

Dans les fièvres infectieuses, il n'en est malheureusement
pas toujours ainsi et la température, loin de revenir à la

normale, s'élève brusquement jusqu'à un degré fatal, la courbe atteint 42ᵒ. (*Voir courbe n° 4.*)

Désordres de nutrition. — *Troubles digestifs.* — Tout d'abord le fébricitant n'a pas d'appétit. Au contraire il a souvent des nausées et même des vomissements, il éprouve une soif plus ou moins intense; si le malade mange, l'aptitude fonctionnelle des voies digestives étant altérée, il rejette bientôt les aliments par des vomissements.

Sécrétions. — L'urine est souvent rare, chargée, et apparaît colorée et souvent odorante: L'urée, qui provient de la combustion des viandes, se trouve fortement augmentée malgré la diète : de 30 grammes par jour, elle monte à 35, 40 et 50 grammes. L'acide urique qui provient de la même source est doublé (de 50 centigr. à 1 gr.). Au contraire, les sels proprement dits tels que le sel marin, diminuent au moins de moitié.

D'un autre côté, le suc gastrique qui est chargé de la digestion des aliments dans l'estomac, se trouve presque arrêté dans sa sécrétion. Il en est de même des sécrétions intestinales; c'est même là une des causes de la constipation habituelle pendant la fièvre.

En général les sueurs sont moins abondantes ; au contraire, dans quelques cas graves, très abondantes.

L'haleine est souvent fétide.

L'amaigrissement est la conséquence forcée de la fièvre. En effet, d'une part la privation d'aliments, d'autre part la combustion exagérée, sont deux causes qui s'ajoutent pour déterminer cet amaigrissement. En sorte que le malade se nourrit sur lui-même et d'une façon exagérée. En trois semaines, il peut perdre le tiers de son poids. Mais aussitôt que la fièvre tombe, pour peu qu'on le nourrisse, il répare rapidement la perte de ses tissus et il reprend bientôt son poids primitif.

Désordres de la circulation. — Tout le monde sait que lorsque le médecin veut savoir si le malade qu'il visite est atteint de fièvre, il lui tâte le pouls.

Pour cela il saisit le poignet du patient entre ses doigts en appuyant légèrement l'extrémité de plusieurs doigts à la racine supérieure du poignet, tandis qu'il en soutient le dos, au moyen du pouce. Dans cette position, la pulpe du doigt médian ou de l'index est appuyée sur une artère (l'artère radiale du malade est séparée seulement par la peau de l'organe tactile du docteur.) Or, les artères battent, c'est-à-dire qu'elles se dilatent et reprennent rapidement leur calibre normal, à chaque mouvement d'impulsion du cœur. Si donc il connaît le nombre de fois que doit battre l'artère humaine en une minute à l'état de santé, le médecin peut facilement, à l'aide d'une montre à secondes, savoir si la circulation est accélérée ou non.

Le pouls normal bat ordinairement moins de 80 fois par minute; il monte au cours de la fièvre à 120 et jusqu'à 140 pulsations.

En général, la fréquence du pouls suit régulièrement l'augmentation de la température. En sorte que si on fait deux courbes graphiques, l'une pour la température, l'autre pour la fréquence du pouls, elles coïncident à peu près.

Dans les deux courbes, on observe l'accroissement du soir et la rémission du matin. Cependant cette coïncidence est loin d'être rigoureuse.

Désordres de l'innervation. — Le sentiment de froid ou frisson accompagne souvent la fièvre, surtout au début. Des douleurs vagues se font sentir, des maux de tête, un sommeil peu réparateur, accompagné de rêves pénibles ou cauchemars, ainsi qu'une impressionnabilité excessive des organes des sens qui fait que le malade recherche le repos et l'obscurité. Chez les gens faibles ou impressionnables comme les femmes et les enfants, on voit plus facilement apparaître le délire, les convulsions, les soubresauts de tendons.

Un phénomène presque constant, c'est le *frisson*, qui s'accompagne d'une constriction de tous les vaisseaux périphériques.

On observe, soit un tremblement léger, soit un spasme désordonné de tout le système musculaire pouvant être accompagné de claquements des dents, par suite d'un spasme rythmique de la mâchoire inférieure.

L'excitation anormale du système nerveux s'adresse surtout aux nerfs des vaisseaux et des muscles légers, mais s'étend facilement à tout le système nerveux et par conséquent à la totalité du système musculaire.

Il existe un rapport intime entre le frisson et la température. En effet, toujours le frisson précède ou suit une élévation de température; c'est pendant cette période que la température est souvent le plus élevée.

Des modifications dans les sécrétions urinaires se produisent également avant le frisson. En sorte que cette manifestation est toujours ce qu'on appelle un épiphénomène.

Causes de la fièvre. — Il y a plus de deux cents ans, Robert Bayle, le même qui découvrit la loi appelée loi de Mariotte en France, disait :

« Celui qui comprendra à fond la nature des ferments sera à même de comprendre la nature des maladies et ces maladies ne seront jamais bien comprises sans la connaissance de la nature des ferments. »

Et, en effet, l'étude des inflammations, des pyrexies et des fièvres a fait de grands progrès depuis que nous connaissons mieux les fermentations.

C'est Pasteur, en 1863, qui a véritablement jeté un jour éclatant sur les fermentations, alors qu'avant lui tout était contesté et contestable.

Grâce à ses recherches, la médecine, la chirurgie, la physiologie et l'hygiène ont été transformées de fond en comble.

Nous rappelons de nouveau que cette question a été particulièrement développée dans un volume de la *Bibliothèque scientifique;* nous ne donnerons ici que ce qui est strictement nécessaire de connaître en cette matière pour l'intelligence du sujet que nous traitons.

Considérons une fermentation quelconque, celle du jus de raisin par exemple à laquelle nous devons le vin.

Abandonné à lui-même, ce jus est bientôt le siège de la production continue et abondante de bulles gazeuses, qui y déterminent un bouillonnement. Le gaz produit n'est autre que de l'acide carbonique. Le jus perd son sucre; il devient vineux et alcoolique.

Ces faits sont connus de toute antiquité. Mais il fallait découvrir le mécanisme intime de cette transformation. Lavoisier montra la relation constante qui existe entre la production de l'alcool et celle de l'acide carbonique.

Il pesa exactement un vase rempli d'eau, y ajouta un poids donné de sucre et un peu de levure de bière qui provoqua une fermentation alcoolique régulière. Lorsqu'elle fut terminée, il pesa à nouveau l'eau sucrée et constata une perte de poids. Cette perte de poids correspondait au poids du gaz acide carbonique dégagé. Il distilla ensuite le liquide devenu alcoolique et obtint ainsi le poids de l'alcool. Alors faisant l'addition du poids de l'acide carbonique avec celui de l'alcool produit, il retrouva sensiblement le poids du sucre.

La fermentation n'était donc autre qu'un dédoublement du sucre en acide carbonique et en alcool. Quelque belle et mémorable que fût cette simple expérience, elle n'élucidait que le côté chimique de la question.

Il fallait chercher la cause de ce dédoublement du sucre en acide carbonique et en alcool.

Cagnard de la Tour montra, en 1836, que la levure de bière se comportait comme un végétal, dont *la vie et la végétation provoquaient la fermentation.*

Plus tard, Pasteur montra que les fermentations, sans exception, étaient causées par des organismes inférieurs nommés ferments, et qu'il n'y avait pas de fermentations sans la présence et la vie de ces ferments.

De plus, chaque fermentation a son ferment spécial, distinct de ses congénères, par sa forme, sa nature, comme aussi par les aliments qu'il consomme et transforme.

La raison pour laquelle on n'avait pas reconnu le rôle primordial et capital du ferment n'était pas seulement due à la petitesse, qui exige des microscopes souvent puissants pour l'apercevoir, mais bien plus encore parce qu'il suffit souvent d'une quantité très minime de ferments pour transformer des quantités relativement énormes de substance nutritive sous l'influence vitale de cet infiniment petit. De sorte que dans le mot ferment se trouve concentrée l'idée de petitesse et de puissance transformatrice.

Cette puissance vitale est un peu différente de celle des éléments du corps humain. Nous avons comparé l'action qui se passe dans les éléments de nos tissus à une combustion, avec dégagement abondant d'acide carbonique. Dans la vie de la cellule ferment, on constate aussi ce même dégagement d'acide carbonique par la transformation du sucre en alcool et en acide carbonique.

C'est une sorte de combustion, mais plutôt encore un dédoublement; en outre, le ferment consomme réellement comme notre corps même, une partie de son élément nutritif, le sucre, pour lui prendre le carbone nécessaire à la construction de son tissu.

Tous les ferments sont en cela comme nos tissus; ils brûlent et consomment une partie de la substance hydro-carbonée fermentescible pendant qu'une autre partie de cette substance est employée à la formation de la matière vivante.

Comme l'homme lui-même, les ferments consomment donc et brûlent une partie de leur masse alimentaire, pendant que l'autre partie est employée à ses sécrétions, ses excrétions, et sa reconstitution. Mais ce qui distingue la cellule ferment, c'est que la combustion produite par sa vie est beaucoup moins complète. En sorte que le sucre de notre organisme qui nous sert de combustible, est presque entièrement brûlé, tandis que le ferment n'en brûle qu'une faible partie.

Donnons un exemple qui fera comprendre ma pensée sous une autre forme :

Par son travail journalier, pour le maintien régulier de ses fonctions, l'homme consomme un poids de nourriture égal à environ un cinquantième de son poids. Cette nourriture n'est pas intégralement consommée ou brûlée, car il existe de nombreux déchets de l'organisme, qui sont comme des cendres mal consumées.

Comparons maintenant les éléments de notre organisme à la levure de bière. Cette levure consomme pour son existence et sa vie physiologique 4 à 5 fois son poids de sucre, en sorte que ses besoins alimentaires sont 250 fois plus grands que ceux de nos éléments vivants.

On voit donc la grande différence qui existe entre les fonctions alimentaires et végétatives des diverses cellules.

Cet aperçu nous fait entrevoir aussi le rôle important des cellules pathogènes, je veux dire des microbes malfaisants qui peuvent, pendant la vie, encombrer notre organisme.

On voit dès lors l'ébullition ou la fermentation intérieure qui se produira dans certaines maladies, quand des myriades de ces organismes intérieurs, sortes de ferments, se trouveront mêlés à notre sang ou à nos tissus et consommeront pour leur propre vie notre sucre ou notre substance. Alors s'allumera la fièvre, en même temps que s'établira la lutte de nos propres cellules combattant, elles aussi, pour leur existence.

Il y aura suractivité vitale de nos tissus, qui consommeront dès lors davantage et en consommant plus, donneront par eux-mêmes une suractivité de combustion et de chaleur.

Cette suractivité sera d'autant plus grande que la lutte sera plus vive.

On voit donc qu'il y a deux facteurs concourant à augmenter la fièvre : d'une part, la température provenant des combustions dues à la vie des micro-organismes, d'autre part, la suractivité qui résulte de l'excitation vitale de nos cellules, qui toutes sont sur la brèche pour défendre leur vie ou plutôt l'intérêt de la masse totale individuelle et qui dès lors consomment beaucoup plus.

Il y a des morts et des blessés. Quoi d'étonnant que le sang soit encombré de cadavres et de déchets organiques! Quoi d'étonnant d'en trouver des preuves dans les émonctoires du sang, je veux dire dans l'urine, et surtout dans les selles qui deviennent plus putrides, dans nos sueurs, dans l'haleine devenant parfois fétide, et qu'en même temps l'amaigrissement soit fatal.

Mais cette lutte corps à corps est accompagnée de chocs, de *traumatismes*. Or, tout traumatisme suffit à lui seul pour déterminer cette suractivité vitale. Cette séparation ou destruction des tissus, est accompagnée de fièvre. En voulez-vous une preuve? Donnez-vous un coup de marteau sur les doigts et vous verrez de suite dans vos doigts meurtris cette fièvre se traduire par une surélévation de température et le pouls sera plus dur et bondissant.

Il y a une fièvre locale due au traumatisme, et qui semble avoir pour but de réparer le dommage causé.

Les choses semblent se faire comme dans une fourmilière qu'on aurait remuée ; toutes les ouvrières sortent et s'agitent pour réparer les dégâts.

Avec des verres grossissants, on peut assister à cette lutte même des microbes et de nos cellules humaines. Ce fait a été nommé la phagocytose.

En quoi consiste-t-elle?

Nous savons tous qu'il existe dans le sang des milliards de cellules vivantes rouges, qu'on appelle les globules rouges.

Il existe aussi dans le sang d'autres cellules vivantes qui ne sont pas colorées et qu'on appelle des globules blancs. Or au microscope, on voit des cellules qui sont beaucoup plus grosses que les globules rouges, lutter corps à corps avec certains microbes, s'en emparer, les englober et les digérer. Souvent c'est l'inverse. Les globules blancs se trouvent entourés d'un trop grand nombre d'ennemis et ce sont eux qui succombent. Maîtres de la place, les microbes se multiplient et tuent le globule blanc, puis les tissus voisins.

D'autres fois la bataille est circonscrite par d'autres moyens de défense; les tissus voisins se transforment; ils prennent part à la lutte.

On voit nos ennemis être les plus nombreux et les plus forts en un point donné, pendant que tout autour une suractivité vitale inflammatoire accompagnée de fièvre locale, limite le mal, fait la part du feu, élève une barrière et répare les brèches.

Ainsi s'explique la formation d'un abcès lorsqu'il est local et ne se généralise pas. Là on voit des vibrions, sortes d'anguilles microscopiques, en tant que forme extérieure, qui grouillent et dévorent nos tissus en un point donné, les mortifient et font du pus. Le liquide de l'abcès n'est-il pas composé de ferments parasites, morts ou encore actifs et de globules blancs, qui ont succombé dans la résistance? Mais tout autour une barrière protectrice inflammatoire se produit et limite l'incendie dû à la fièvre.

Sans doute quelques-uns de ces vibrions s'échappent ou sont entraînés par la circulation du sang dans les capillaires, mais c'est alors que les globules blancs s'en emparent, luttent et cherchent à annihiler la vitalité de leur ennemi. Certains vaisseaux capillaires, qu'on nomme lymphatiques, ne contiennent que des globules blancs et aboutissent à des pelotons de ces capillaires qu'on nomme ganglions lymphatiques. Ici la lutte devient plus violente encore, et il semble que ces ganglions jouent un grand rôle pour entraver l'essor de ces vibrions. Tout le monde a déjà constaté chez le blessé, chez celui dont la plaie est envahie par des parasites microscopiques, que quelquefois l'inflammation se propage; des cordons durs au-dessus du mal sont les marques de l'engorgement, de l'infection des voies lymphatiques; des masses volumineuses formées en certains points connus par l'anatomie, témoignent de l'envahissement par les vibrions et de la résistance des cellules lymphatiques. Aux plaies suppurées du doigt, succède souvent l'engorgement des ganglions de l'aisselle. Aussi voit-on facilement et souvent ces ganglions lymphatiques s'enflammer, sans doute pour limiter l'infection du sang et quand, par malheur, les vibrions ont le dessus, ces ganglions s'abcèdent et suppurent.

Mais cette lutte se complique singulièrement grâce à un autre élément dont je n'ai pas encore parlé et qui joue un grand rôle dans les fièvres.

Ces micro-organismes ont généralement une arme redoutablement puissante. Ils sécrètent certains poisons qui, par eux seuls, sont plus dangereux que le microbe lui-même. Ces poisons ou toxines jouent un rôle souvent prépondérant dans la fièvre.

Pour me bien faire comprendre, je dois expliquer ce que Pasteur a appelé ferments de contact. Prenons comme exemple un grain de blé qui vient d'être semé.

Si, au bout de quelques jours, vous retirez de la terre cette graine au moment où elle vient de germer, vous constaterez qu'elle s'est considérablement ramollie et que sa farine est devenue sucrée.

Par quel mystère? En voici l'explication : dans le grain se trouve une petite quantité d'un principe qui se développe dès le début de la germination. Ce principe chimique, d'une composition analogue à celle du blanc d'œuf, est ce qu'on nomme la diastase; elle jouit de la singulière propriété de transformer l'amidon du blé en sucre par son simple contact en présence de l'eau. De sorte que bientôt ce petit grain comparable à un petit sac de farine se transforme grâce au simple contact de cette diastase, en un petit pain de sucre nommé glucose. Ce sucre à moitié dissous détermine la mollesse du grain en germination et lui communique également une saveur sucrée.

Le principe nutritif, l'amidon, ainsi transformé en sucre glucose va pouvoir passer facilement dans les tissus de la jeune plante. La diastase a véritablement digéré l'amidon et l'a transformé en sucre par son simple contact.

Eh bien ! Tous les ferments et microbes fabriquent de véritables diastases, souvent toxiques, qui semblent être élaborées non seulement afin de terrasser leur proie, mais encore pour pouvoir digérer les cellules organiques. Mais la cellule ne se

prête pas à se laisser ainsi digérer toute vivante. Elle a sa
vie propre qui lui permet de lutter, et voilà la fièvre allumée.
Ajoutons que ces diastases spéciales ou toxines, suffisent à
elles seules pour causer la fièvre, et même elles sont souvent
si puissantes qu'il en faut une quantité très petite, un cen-
tième de gramme par exemple, pour déterminer une fièvre
intense et même déterminer la mort par un empoisonnement
du sang.

Rien n'est plus facile que de séparer ces toxines : il suffit
de filtrer le liquide dans lequel nagent de nombreux microbes
spécifiques. En injectant sous la peau quelques-unes de ces
toxines ainsi filtrées, on détermine presque immédiatement
certaines fièvres plus ou moins intenses et variant avec
chaque espèce de toxine. Fait curieux, lorsque l'organisme a
lutté une première fois contre une toxine, il semble s'aguerrir
et peut mieux lutter contre une seconde intoxication, si bien
qu'ensuite il peut lutter avec plus d'avantages contre le
microbe lui-même. Certaines fièvres spéciales rendent donc
invulnérable, soit par leurs toxines, soit par leurs microbes.
C'est là l'explication du principe de la vaccine que Jenner
avait appliqué sans en connaître la portée scientifique.

DEUXIÈME PARTIE

TYPES DE MALADIES FÉBRILES

Tous les troubles apportés dans la vie des organes se
modifient avec la cause de la fièvre ; et ce polymorphisme du
tableau des perturbations caloriques marque le caractère de
la maladie infectieuse.

Sous l'excitation de l'agent pathogène, l'organisme répond
par des manifestations différentes. En dehors des accidents
locaux commandés par la présence dans le tissu de la cause
du mal fébrile, les organes voisins, comme les systèmes qui
règlent le mécanisme général, réagissent d'une façon toute
spéciale. Cependant il est difficile de prévoir l'ordre des phénomènes, et dans une même maladie existeront des formes

multiples à côté du type normal. Un grand nombre de facteurs, hérédité, âge, tempérament interviennent pour modifier le cours des phénomènes de réaction.

Étudions cependant la marche des accidents les plus fréquents qui caractérisent quelques maladies communes.

Dans la *rougeole*, dix jours seulement après la contagion, apparaît le début de la série des symptômes morbides.

C'est la fièvre qui est la première manifestation de l'infection. Dès le premier jour, la température monte de 38°5 à 39°; l'enfant se plaint du mal de tête, d'une sensation de chaleur exagérée; les sueurs sont abondantes, puis la peau se dessèche. Le petit malade est toujours grognon, triste ; il craint la lumière, car la première réaction de la maladie se montre aux muqueuses. Les yeux sont larmoyants, rouges; les muqueuses du nez, du larynx s'enflamment, un mucus clair et abondant s'écoule.

Le deuxième jour, ces premiers phénomènes s'accentuent, et même apparaît au fond de la gorge une éruption, qu'il est utile au médecin de reconnaître, car c'est un signe qui lui permet d'affirmer dès le début la nature de l'affection. A ces signes locaux s'ajoutent souvent des troubles digestifs (vomissements, diarrhée), des troubles nerveux, le plus souvent peu marqués. Ces manifestations se déroulent en trois jours, et pendant ce temps, la fièvre suit une marche irrégulière, avec défervescence matinale. Fièvre et réaction des muqueuses oculo-nasale et pharyngo-laryngée caractérisent donc la première période de l'infection.

La température s'atténuait, mais brusquement. la nuit, elle monte à 39°, 40°, 41°, c'est le début de la deuxième phase, c'est l'apparition de l'éruption cutanée. De petites taches roses peu élevées se montrent derrière les oreilles, à la racine des cheveux, envahissent régulièrement de haut en bas le corps entier, atteignent au deuxième jour les membres inférieurs. Peu à peu, les taches pâlissent, passent par une série de teintes, pour disparaître après une semaine. De nouveau la fièvre s'amende, des oscillations légères marquent la disparition des taches. Le retour à la normale s'effectue, l'infection est achevée, la convalescence est proche. On peut assister à la fin de l'éruption, à une véritable crise avec sueurs abondantes et même perte de connaissance. Dans cette fièvre morbilleuse de la rougeole, la température ne suit pas toujours une marche régulière ; brusquement, au milieu du cours des phénomènes, les taches peuvent disparaître, la courbe thermique s'élever, c'est le signal d'une complication.

Dans la rougeole, la lutte est courte, et l'agent contagieux est aussi peu connu que celui de la scarlatine. Certains auteurs décrivent bien des micro-organismes dans la peau, dans les larmes, dans le mucus nasal et bronchique, mais aucune expérimentation tentée sur l'homme n'affirme leur spécificité.

Au contraire, dans le deuxième type de maladie fébrile que nous étudions, dans la *pneumonie*, depuis des recherches récentes, le parasite, cause de tous les désordres pulmonaires, est mieux connu et son évolution est en rapport avec l'apparition et la marche des troubles respiratoires et généraux.

Dans le poumon, au niveau du foyer envahi comme dans tous les tissus infectés, dans les manifestations extra-pulmonaires, on trouve des micro-organismes caractéristiques, dits pneumocoques, sous forme de grains allongés, entourés d'une gangue ou capsule albumineuse, se colorant facilement par les produits colorants, dérivés de l'aniline[1]. Ce microbe transporté sur un milieu artificiel, sur de la gélatine alcalinisée, dans les conditions particulières du laboratoire, se développe rapidement et forme de fines colonies, semblables à des gouttes de rosée. Ces cultures peuvent se transplanter facilement sur un autre milieu nutritif, mais seulement pendant cinq à six jours ; au delà, le pneumocoque a perdu toute vitalité, toute virulence. La connaissance de la durée de l'évolution du parasite nous expliquera le cycle fébrile du développement de la pneumonie, cycle qui aurait déjà frappé Hippocrate, les médecins grecs et latins.

C'est dans le poumon que le pneumocoque se localise le plus souvent chez l'individu sain, le parasite pullule fréquemment dans la bouche, sans déterminer d'accident. Pasteur a montré qu'il était un hôte fréquent de la salive ; cependant il peut être introduit dans l'arbre aérien, indirectement par la contagion, les linges, meubles contaminés pouvant servir d'agent de transmission. Il peut exister dans le tissu pulmonaire, sans amener de réaction inflamma-

---

1. L'aniline est une substance chimique retirée de la houille.

toire, mais qu'un traumatisme, qu'un refroidissement change les conditions de résistance du tissu, le pneumocoque prolifère, vit, et avec la réaction de l'organisme éclate le cycle fébril, caractéristique [de la pneumonie à localisation pulmonaire.

Un violent frisson, suivi d'une sensation de chaleur de plusieurs jours, surprend l'individu en pleine santé. Le rythme respiratoire s'accélère, une douleur vive tient la base de la poitrine ; des crachats visqueux, sanguinolents, sont rejetés.

La température est élevée, le thermomètre marque 39° et 40°, la peau est chaude, couverte de sueurs, les pommettes sont injectées. L'examen de la poitrine par l'auscultation, par la percussion, fait constater l'induration d'un lobe pulmonaire.

Pendant sept à huit jours, la fièvre reste intense, s'exagérant le soir, puis s'élève, et brusquement la température baisse de plusieurs degrés, et revient à la normale. Cette crise s'accompagne de sueurs et d'urines abondantes, d'une sensation de bien-être et d'une modification des bruits pulmonaires perçus par l'auscultation et souvent d'une tache d'éruption d'herpès à la lèvre supérieure, au pourtour des narines.

Bien que la maladie puisse encore être signalée par des troubles nerveux, digestifs, elle marche le plus souvent vers la guérison, du moins dans la forme normale que nous étudions.

L'expérimentation nous rend compte du cours des phénomènes ; le microbe dans le tissu pulmonaire, comme sur la gélatine in vitro, finit son évolution après cinq à six jours ; la crise correspond à l'atténuation ou à la disparition d'un grand nombre de pneumocoques. Dans cette résistance de l'organisme, la fièvre entre en jeu et sert à la destruction des microbes. Les expériences montrent en effet que le microbe de la pneumonie ne peut vivre dans un milieu nutritif à une température de 41° maintenue pendant quatre jours ; à l'excès de température, s'ajoutent comme agents de destruction les globules blancs et aussi les poisons élaborés par le parasite lui-même.

Malheureusement, bien souvent, d'autres microbes s'associent au pneumocoque ; et si la pneumonie ne suit pas toujours la marche régulière et favorable que suit la forme normale, si le poumon subit la transformation purulente, si d'autres manifestations éclatent dans les organes voisins, c'est que d'autres agents pathogènes ont profité de la lutte de l'organisme pour s'installer sur le terrain pulmonaire affaibli.

Des recherches récentes ont encore mis en lumière les relations étroites et certaines qui existent entre la marche de la température, l'apparition et le développement dans nos tissus d'autres germes morbides.

Vous connaissez déjà la *mal'aria;* on la désigne encore sous les noms de *fièvres palustres,* de fièvres telluriques, de fièvres intermittentes, de paludisme. C'est la maladie la plus répandue, celle qui tue le plus de monde; je n'en citerai qu'un exemple, à la gloire du reste d'un génie militaire français, de Napoléon. En 1809, les Anglais envoyèrent sur l'Escaut 44,000 hommes et 470 voiles. Napoléon se tenait à Schœnbrunn; il rassura ses ministres effrayés et donna l'ordre à ses généraux de retenir le plus longtemps les troupes ennemies dans la région des fièvres. Les faits lui donnèrent raison; 27,000 Anglais malades quittèrent les rangs.

Ç'est à Laveran que revient la découverte des parasites qui vivent dans le sang des paludiques; il leur donna le nom d'hématozoaires.

Ne possédant que quelques millièmes de millimètre de diamètre, ils prennent plusieurs formes, et se présentent tantôt sous l'apparence de corps sphériques, en croissant, en rosace, tantôt de filaments mobiles; ces formes ne seraient que les divers états sous lesquels le parasite passe dans son évolution. On les trouve en plus grande abondance dans le sang, un peu avant les paroxysmes fébriles, et surtout chez les sujets qui ne se servent pas de sels de quinine.

L'infection se ferait par l'air; en tous cas, c'est au voisinage des marais, le long des grands fleuves, dans les deltas et surtout vers l'équateur que la mal'aria (mauvais air) atteint l'homme.

C'est généralement dix jours après l'infection, et ce fait est prouvé par l'expérimentation, qu'éclate le premier accès. Les formes du cycle fébrile sont nombreuses; elles varient avec de nombreuses conditions, le climat, la saison, l'individu; la fièvre apparaît par intermittence, avec intervalles réguliers ou inconstants, elle peut être continue, légère ou grave (fièvre pernicieuse).

Dans nos régions, la forme intermittente est la plus fréquente, c'est celle que nous décrirons.

Elle se caractérise par des accès fébriles de plusieurs heures, revenant périodiquement après des intervalles sans fièvre.

Le retour peut avoir lieu tous les jours (type quotidien), tous les deux jours (type tierce), tous les trois jours, avec deux jours de période apyrétique (type quarte) ; le type tierce est la forme la plus souvent observée dans nos contrées.

L'accès éclate généralement la nuit ; quel que soit le type fébrile, il se présente toujours avec la même série de phénomènes. Trois stades se déroulent. Le sujet se sent fatigué, il bâille, il renverse sa poitrine, sa tête en arrière, étend ses bras et ses jambes ; les yeux sont cernés. Un frisson parti de la région dorsale s'irradie dans les membres ; la peau est froide, pâle ; le malade claque des dents, se plaint de maux de tête, de bourdonnements d'oreilles ; il a parfois des vomissements, il souffre souvent de douleurs épigastriques et lombaires ; la rate est volumineuse. Pendant ce frisson, la température s'élève ; elle peut même atteindre un degré inattendu, le thermomètre pouvant monter comme on l'a observé jusqu'à 44° ; c'est le moment le plus douloureux de la crise. Telle est la première période.

A cette sensation de froid succède une sensation de chaleur exagérée ; le malade rejette ses couvertures qu'il recherchait il y a quelques heures, les yeux sont brillants, les joues sont rouges, la peau très chaude, le rythme respiratoire augmente, les douleurs du premier stade persistent ; cette deuxième phase dure de trois à quatre heures, mais peut se prolonger.

Enfin, l'accès se termine par des sueurs abondantes, les urines sont chargées, le corps ruisselle et la température s'abaisse, et après deux ou trois heures de cet état, le malade tombe dans un sommeil profond et trouvera à son réveil un grand soulagement.

L'accès a duré six à dix heures ; il revient d'une façon périodique ; la régularité des intermittences est caractéristique de la fièvre des marais.

Elle peut s'expliquer, nous dit Laveran, par la présence des hématozoaires. Le parasite se développerait, se multiplierait dans la rate, dans la moelle des os, et régulièrement apparaîtrait dans la circulation en grande abondance ; ce serait le début du grand accès fébril. Après la réaction de l'organisme, les micro-organismes disparaissent du sang ; les globules blancs au contraire y sont nombreux. Pendant l'accès, les hématozoaires deviendraient la proie des phagocytes, ou succomberaient, d'après Roux et Chamberland, sous l'action des poisons, que le parasite sécrète lui-même.

Mais le retour continu des germes de Laveran dans les vaisseaux sanguins, ne se fait pas sans altération du sang ; les globules rouges sont partiellement détruits et les paroxysmes fébriles répétés créent l'anémie profonde de la cachexie palustre qui tue le patient.

L'organisme lutte longtemps cependant avec avantage contre l'infection de la circulation ; mais il succombe par la répétition des accès. Le médecin peut favoriser la réaction individuelle ; le quinquina est un remède d'une grande valeur ; les sels extraits de cette écorce annihile dans le sang la vitalité des hématozoaires.

TROISIÈME PARTIE

MÉDICAMENTS CONTRE LA FIÈVRE

Si la fièvre n'est que le résultat d'une lutte contre l'organisme provenant généralement du fait des infiniment petits ou des poisons qu'ils distillent, il paraît difficile de donner un médicament spécifique contre la fièvre.

En général, c'est la maladie elle-même et les accidents qui en sont la conséquence qu'il faut combattre. Cependant, on conçoit assez facilement que l'emploi de certaines méthodes permette d'établir un système rationnel de défense. Pour empêcher l'excès de combustion et la température exagérée, nos pères prescrivaient la *diète ;* cette méthode est passée de mode, sans doute parce que Broussais l'avait poussée à l'extrême. Il est pourtant évident que si on donne des aliments assez copieusement à un malade dont les fonctions digestives ne s'effectuent plus, il les rejettera, c'est-à-dire que la nature manifeste elle-même que ces aliments sont nuisibles. De plus, si l'organisme est encombré de déchets, on conçoit qu'une alimentation relativement abondante ne fera que les augmenter. La diète, au moins dans une certaine mesure, a donc sa raison d'être.

Un fait d'ailleurs est bien remarquable, à la fin d'une maladie un peu longue accompagnée de fièvre et d'amaigrissement consécutif ; on observe au début de la convalescence un abaissement de température au-dessous de la normale, et on voit le thermomètre descendre à 36°,5. C'est un signe favorable qui effraie le plus souvent l'entourage du malade. Les membres de celui-ci, les mains en particulier, qui étaient brûlants, deviennent froids.

Cela se comprend facilement. Ce n'est que la conséquence de cette longue dénutrition. Si alors on nourrit le malade, la température remonte rapidement et dépasse quelque peu la normale de 37° pour atteindre 38° quelques heures après le repas. En réalité, il n'y a pas de fièvre, et l'élévation de température est due à une suractivité vitale de réparation à la suite du repas relativement copieux : c'est une fièvre de digestion et de réparation.

Nos pères recommandaient aussi les *tisanes* et l'*eau* pendant la fièvre. Aussi le fiévreux, sans doute par instinct, demande-t-il à boire. Ces liquides lavent l'organisme et permettent une véritable dépuration du sang en facilitant l'expulsion des déchets de l'organisme ainsi que des toxines ; ils provoquent également une transpiration qui, elle aussi, élimine certains poisons de l'organisme et surtout permet un certain rafraîchissement du corps par suite de l'évaporation cutanée. Nous avons vu que c'est par cette évaporation, soit par la peau, soit par le poumon, que nous maintenons constante la température à 37°, quel que soit le climat. Les boissons aqueuses pendant la fièvre sont donc nécessaires.

Pendant la fièvre, nous devons encore nous couvrir davantage. D'une part, parce qu'il faut faciliter la transpiration ; d'autre part, parce que l'organisme est beaucoup plus sensible aux changements de température extérieure. C'est la médication des paysans, et elle a bien sa valeur. Le paysan cherche à provoquer la *sudation* en se couvrant et en buvant abondamment des boissons chaudes.

Il évite cependant une médication qui semble tout à fait inverse et qui, dans ces derniers temps, a été très préconisée par un grand nombre de médecins dans certaines fièvres. Elle semble donner des résultats très favorables dans certaines maladies, telles q uela fièvre typhoïde.

C'est la méthode des *bains froids* souvent répétés. Il faut reconnaître que cette méthode n'est pas irrationnelle; on comprend que cette combustion extérieure exagérée puisse être modifiée avantageusement par ces bains froids souvent répétés et que cette fermentation intérieure de la fièvre en soit modifiée. Ces bains paraissent également agir sur le système nerveux et, par lui, faciliter la fonction du rein : les urines deviennent beaucoup plus abondantes, contiennent des toxines et éliminent ainsi les causes de l'intoxication organique.

Nous avons dit que la fièvre était souvent accompagnée de constipation; de légers *purgatifs* se trouvent donc indiqués. Par ces purgatifs, l'intestin, qui est naturellement atone et encombré de déchets organiques, est heureusement excité à les éliminer.

Le sommeil réparateur manque souvent, avons-nous dit encore. On ordonnera quelques *somnifères*, s'il est nécessaire. A la suite d'un bon sommeil, la fièvre diminuera.

Il en est de même des accidents nerveux qui pourront être heureusement modifiés par certains *antispasmodiques*.

Arrivons maintenant aux médicaments qui sont considérés à juste titre comme étant les véritables spécifiques de la fièvre.

Tout d'abord, le *quinquina* est bien connu depuis l'époque où la comtesse El Cinchon fut guérie d'une fièvre par cette écorce. C'est même le nom de cette princesse qui représente l'origine étymologique du nom botanique de l'arbre du quinquina (Cinchona). Depuis cette époque, on sait que le quinquina est le spécifique réel de certaines fièvres, et spécialement de la fièvre intermittente ou fièvre de marais.

En 1820, deux chimistes français, Peltier et Caventou, retirèrent du quinquina son principe véritablement actif et firent faire ainsi un grand pas à la thérapeutique. Ils isolèrent la *quinine*. Depuis lors la quinine a été largement employée; elle est connue aujourd'hui de tout le monde. Pendant la conquête de l'Algérie les fièvres de marais décimaient nos troupes, faisant bien plus de victimes que les armes des arabes. Un major français, Maillot, eut le mérite d'employer dans ces circonstances la quinine à hautes doses, et tous nos soldats d'Afrique fiévreux voulaient aller dans l'hôpital « où, disaient-ils, l'on ne mourait pas ».

Si la quinine nous a été d'un si grand secours pour conquérir l'Afrique, c'est qu'elle a une très grande valeur pour combattre et couper les fièvres intermittentes, qui souvent dans les pays chauds et marécageux débutent avec une telle violence qu'elle est méconnaissable et change de caractère : on l'appelle alors fièvre pernicieuse.

Comment agit la quinine ?

A vrai dire, nous ne le savons guère ; mais depuis qu'on sait, comme nous l'avons vu, que l'unique cause de la fièvre intermittente est un microbe qui habite dans les terres humides et marécageuses, et qui fait élection de domicile dans le sang fiévreux, on est porté à penser qu'elle agit comme antiseptique et qu'elle est un poison pour le microbe lui-même.

Dans ces dernières années, à la quinine on a substitué un médicament nouveau, qui tout de suite a eu une immense vogue et qui est connu sous le nom d'*antipyrine*.

Ce produit chimique tiré de la houille semble être, en effet, moins toxique que la quinine et au moins aussi puissant dans certains cas ; c'est bien le véritable antifébrile, car il abaisse notablement la température du corps humain à la dose de un ou deux grammes et fait facilement baisser la fièvre de un à deux degrés, ce qui est énorme. Aussi le succès de ce nouveau médicament a-t-il été considérable. Nous connaissons encore mal son action ; mais il agit vraisemblablement comme antiseptique à la manière de la quinine.

Mais il existe un antiseptique et par conséquent un fébrifuge bien plus merveilleux encore.

Je veux parler de certaines *toxines* encore très mal connues, que les travaux de Pasteur nous ont dévoilées comme pouvant être les plus puissants médicaments, quoique d'une nature tout à fait spéciale.

Ces recherches ont montré d'abord qu'il existe deux sortes de maladies, les unes non virulentes, qui sont celles

qu'un même individu peut avoir plusieurs fois, et pour ains
dire indéfiniment, telle, par exemple, la fièvre due à la formation du pus, la fièvre intermittente ou palustre avec ses
hématozoaires, la tuberculose avec ses bacilles, qui peuvent
habiter chez l'homme pendant de très longues années, etc.
Les autres sont les maladies dites *virulentes*, qui impriment
à l'organisme une constitution nouvelle, si bien que l'organisme devient réfractaire à cette même maladie dans une
large mesure et d'autant plus que la maladie a été plus vio-
ente. En sorte qu'il y a vaccination de l'organisme et que
l'individu n'est plus apte à être contaminé une seconde fois
par ce même virus. Cette classe est la plus nombreuse, tellement même que l'on peut soutenir que toutes les maladies sont
plus ou moins virulentes. Cependant nous citerons comme ayant
ce cachet spéciale la variole, le charbon, la rage, la rougeole,
la scarlatine, la fièvre typhoïde, la diphtérie et le croup, etc.
Celui qui a été atteint de ces maladies se trouve plus ou moins
immunisé pendant un certain nombre d'années. C'est en par-
tant de ce principe que Pasteur a découvert la vaccination
contre la rage. Ces temps derniers un de ses élèves, le docteur
Roux, a découvert le moyen, non plus seulement de nous pré-
munir contre une maladie donnée, mais de guérir la maladie
elle-même pendant son évolution.

Il s'agit d'une maladie mille fois plus dangereuse que la
rage, il s'agit du croup, qui était hier encore, et à juste titre,
la terreur de toutes les mères.

La diphtérie et le croup des enfants sont admirablement
et rapidement modifiés par les inoculations nouvelles que pratique le docteur Roux en injectant matin et soir sous la peau,
à l'aide d'une petite seringue dite hypodermique, vingt à cent
vingt grammes de la lymphe provenant du sang d'un cheval
préalablement immunisé. En quelques jours et même au bout
de quelques heures quelquefois, la fièvre est modifiée et la
maladie prend un caractère plus bénin. Les fausses membranes
qui obstruaient la trachée, tombent d'elles-mêmes, et le malade
guérit généralement assez rapidement. C'est là un nouveau
médicament tellement merveilleux qu'on se demande si on ne
rêve pas. Il n'en est rien ; les faits sont là et les succès se multiplient rapidement d'accord avec les nouvelles données scientifiques de la théorie de Pasteur. Telle est la *sérumthérapie.*

Les paroles prophétiques de Robert Bayle se trouvent aujourd'hui presque réalisées. Nous connaissons mieux les ferments, et par conséquent mieux la fièvre.

Nous terminerons ce tableau un peu sombre des méfaits de la fièvre par une pensée consolante : nous voyons poindre l'instant où l'homme pourra presque régler la température humaine tout comme le mécanicien règle sa machine à vapeur.

Déjà la chirurgie, grâce à Pasteur, a fait de tels progrès qu'elle a toutes les audaces !

Nos petits enfants connaîtront moins que nous les amertumes des séparations prématurées.

S'ils prennent en pitié la patience et l'humilité, avec laquelle nous avons supporté sans nous plaindre la barbarie des infiniments petits, ces véritables fléaux de l'humanité, c'est qu'ils se souviendront de ce qu'il a fallu de génie, et de génie français surtout, pour découvrir et mettre en lumière ce que ces microbes avaient de bon ou de si cruellement mauvais. A l'avenir nous saurons mieux nous mettre à l'abri des coups qu'ils nous portent sous forme de fièvre et même on peut espérer qu'on les cultivera et qu'on les transformera de manière à en faire les auxiliaires de la guérison.

La science n'a-t-elle pas asservi Jupiter lui-même, le dieu de la foudre, pour en faire un docile messager sous la forme du télégraphe, puis en lui confiant le dépôt de la parole, elle en a fait le phonographe. Tous les jours, à toutes distances, il sert ainsi lui-même de porte parole avec la voix et le timbre de chacun sous forme de téléphone.

Les progrès immenses de la vapeur et de l'électricité employées par l'homme pour ses besoins de relations journaliers paraissaient jusqu'à ces dernières années le dernier mot de la science du xix⁰ siècle ; les découvertes de Pasteur en biologie en seront le couronnement glorieux.

Sceaux. — Impr. Charaire et Cie.   Le Gérant : Henri GAUTIER.

BIBLIOTHÈQUE SCIENTIFIQUE
DES ÉCOLES ET DES FAMILLES

CONDITIONS DE VENTE :

Le volume : Quinze centimes

CHEZ TOUS LES LIBRAIRES,

MARCHANDS DE JOURNAUX

ET DANS LES GARES.

Un volume : vingt centimes.
2 vol., 35 centimes ; 25 vol., 4 francs
Franco par la poste en s'adressant
à M. Henri GAUTIER, directeur,
55, quai des Grands-Augustins, Paris.

Il suffit d'indiquer le numéro des volumes qu'on désire, sans donner le titre.

VOLUMES EN VENTE

1. **La Photographie**, les appareils et leur usage, par Auguste et Louis Lumière.
2. **Les Fourmis**, leurs caractères, leurs mœurs, par H. Mercereau, professeur de l'Université.
3. **Les Travaux de M. Pasteur ;** microbes bienfaisants et microbes malfaisants, par Gustave Philippon, docteur ès sciences.
4. **Les Parfums**, leurs origines, leur fabrication, par H. Coupin, préparateur à la Faculté des Sciences.
5. **Neige et Glaciers**, par C. Velain, chargé de cours à la Faculté des Sciences de Paris.
6. **Lavoisier**, sa vie, ses travaux, par H. Mercereau, professeur de l'Université.
7. **Les Ballons**, par Capazza, aéronaute.
8. **Sucres, Sucrerie et Raffinerie**, par A. Hébert, préparateur à la Faculté de Médecine
9. **Les Animaux travailleurs**, par Victor Meunier.
10. **Les Plantes vénéneuses**, par L. Duclos, préparateur à la Faculté de Médecine.
11. **La Soie**, soie naturelle, soie artificielle, par H. Mercereau, professeur de l'Université.
12. **Les Impôts sous l'ancien Régime**, par L. Prévaudeau, licencié en droit.
13. **La Photographie**, développement et tirage, par Auguste et Louis Lumière.
14. **Le Collectionneur d'insectes**, par Henri Coupin, préparateur à la Faculté des Sciences.
15. **L'Éclairage électrique**, par E. Dumont, professeur à l'École des Hautes Etudes commerciales.
16. **L'Industrie de l'alcool**, par A. Hébert, préparateur à la Faculté de Médecine.
17. **Les Microbes de l'air**, par R. Cambier, attaché à l'Observatoire de Montsouris.
18. **La Fievre**, théories anciennes et modernes, par le Dr Garran de Balzan.
19. **Le Diamant**, par H. Mercereau, professeur de l'Université.
20. **La Céramique et la Verrerie à travers les âges**, par A. Quillard, préparateur de chimie à la Faculté de Médecine.
21. **Hygiène du chauffage et de l'éclairage**, par N. Gréhant, professeur au Muséum.
22. **Les Impôts depuis la Révolution**, par L. Prévaudeau, licencié en droit.
23. **Les Pierres tombées du ciel**, par Stanislas Meunier, professeur au Muséum.
24. **Le Soleil**, par Charles Martin, professeur de l'Université.
25. **Maladies microbiennes : le Croup**, par le Dr Lesage, chef de laboratoire à la Faculté de Médecine de Paris.
26. **Les Travaux d'Edison**, par E. Dumont, professeur à l'École des Hautes Études commerciales.
27. **Voitures sans chevaux**, par E. Dumont, professeur à l'École des Hautes Études commerciales.

*Adresser les demandes, accompagnées d'un mandat sur la poste, à
M. Henri GAUTIER, éditeur, 55, quai des Grands-Augustins, PARIS*

www.ingramcontent.com/pod-product-compliance
Ingram Content Group UK Ltd.
Pitfield, Milton Keynes, MK11 3LW, UK
UKHW020043080726
13614UKWH00004B/1917